有趣的身体知识又增加了

我的牙，你的牙

U0281394

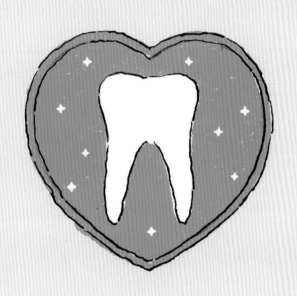

[澳] 丹尼·斯内尔　著/绘

陈彦坤　译

电子工业出版社
Publishing House of Electronics Industry
北京·BEIJING

Copyright © 2019 by Danny Snell
First published by Little Book Press
This edition arranged with Jacinta di Mase Management & Raising Literacy Australia through
Andrew Nurnberg Associates International Limited

本书中文简体版专有出版权由Jacinta di Mase Management & Raising Literacy Australia通过英国安德鲁·纳伯格联合国际有限公司授予电子工业出版社。未经许可，不得以任何方式复制或抄袭本书的任何部分。

版权贸易合同登记号　图字：01-2023-4063

图书在版编目（CIP）数据

我的牙，你的牙 / (澳) 丹尼·斯内尔著、绘；陈彦坤译. -- 北京：电子工业出版社，2023.10
　（有趣的身体知识又增加了）
ISBN 978-7-121-46245-0

Ⅰ.①我… Ⅱ.①丹… ②陈… Ⅲ.①牙—保健—儿童读物 Ⅳ.①R788-49

中国国家版本馆CIP数据核字(2023)第164702号

责任编辑：高　爽
印　　刷：北京瑞禾彩色印刷有限公司
装　　订：北京瑞禾彩色印刷有限公司
出版发行：电子工业出版社
　　　　　北京市海淀区万寿路173信箱　邮编：100036
开　　本：889×1194　1/16　印张：2.25　字数：27.6千字
版　　次：2023年10月第1版
印　　次：2023年10月第1次印刷
定　　价：49.00元

凡所购买电子工业出版社图书有缺损问题，请向购买书店调换。若书店售缺，请与本社发行部联系，联系及邮购电话：（010）88254888，88258888。

质量投诉请发邮件至zlts@phei.com.cn，盗版侵权举报请发邮件至dbqq@phei.com.cn。

本书咨询联系方式：（010）88254161转1952，gaoshuang@phei.com.cn。

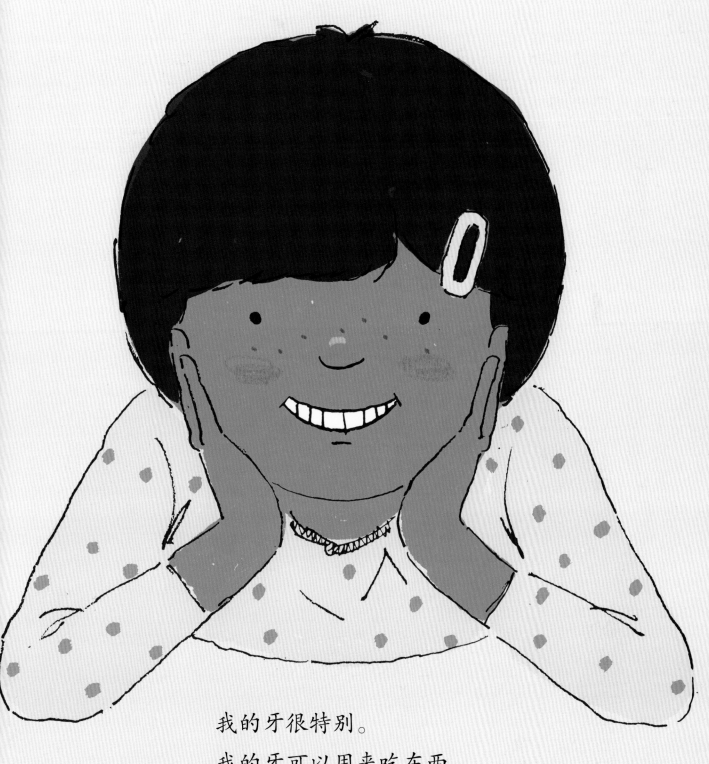

我的牙很特别。
我的牙可以用来吃东西。
我的牙能够帮助我说话。
我的牙让我笑起来更灿烂。

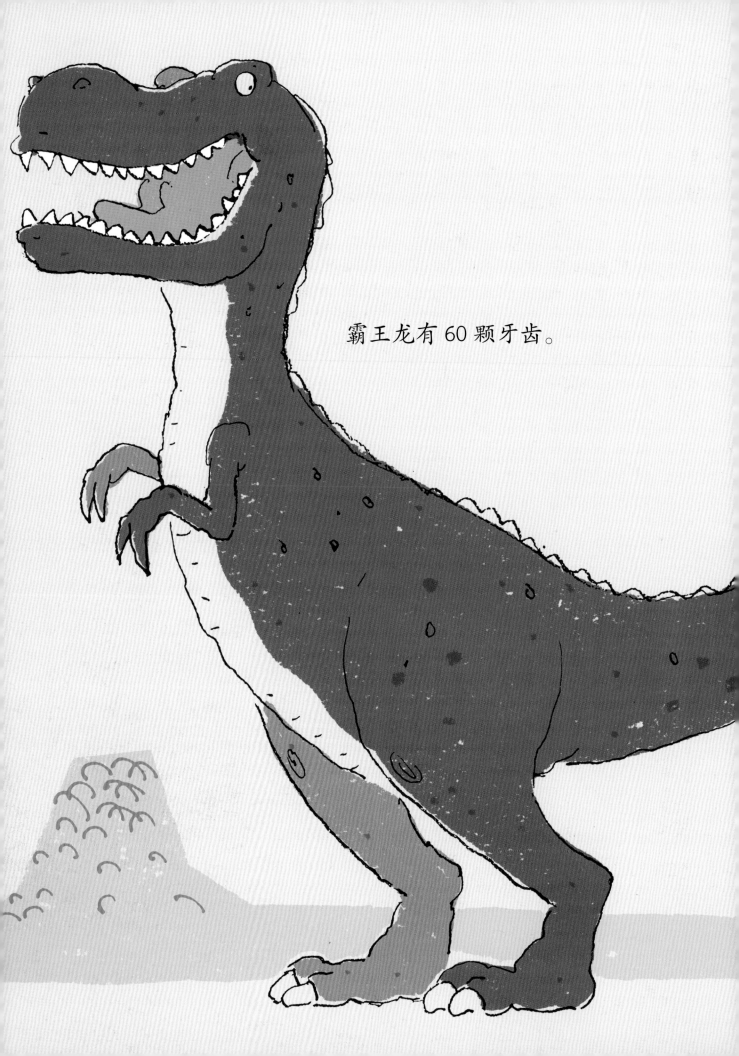

霸王龙有60颗牙齿。

我现在有20颗牙齿。

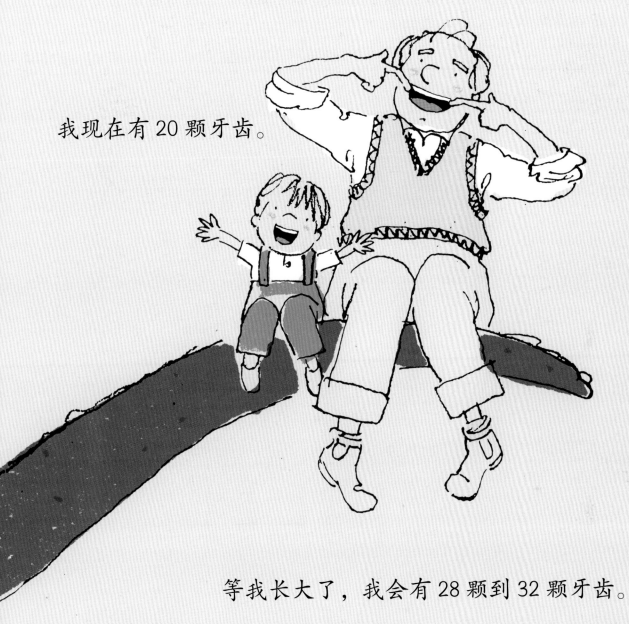

等我长大了，我会有28颗到32颗牙齿。

人类一生中一共有两副牙齿。

鲨鱼从来不用担心牙齿会掉光，因为它们前排的一颗牙掉了之后，后排的牙齿会上前补位。

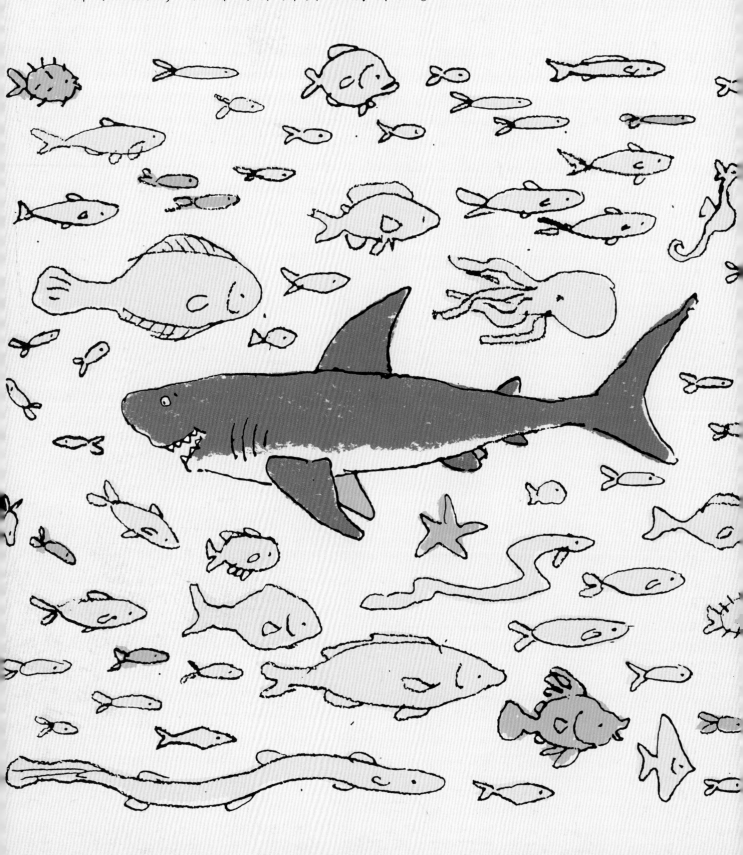

当我长大一点的时候，我的乳牙就会开始脱落。
乳牙脱落之后，我将长出恒牙。
我必须好好照顾恒牙，因为恒牙掉了就不会再长新牙了。

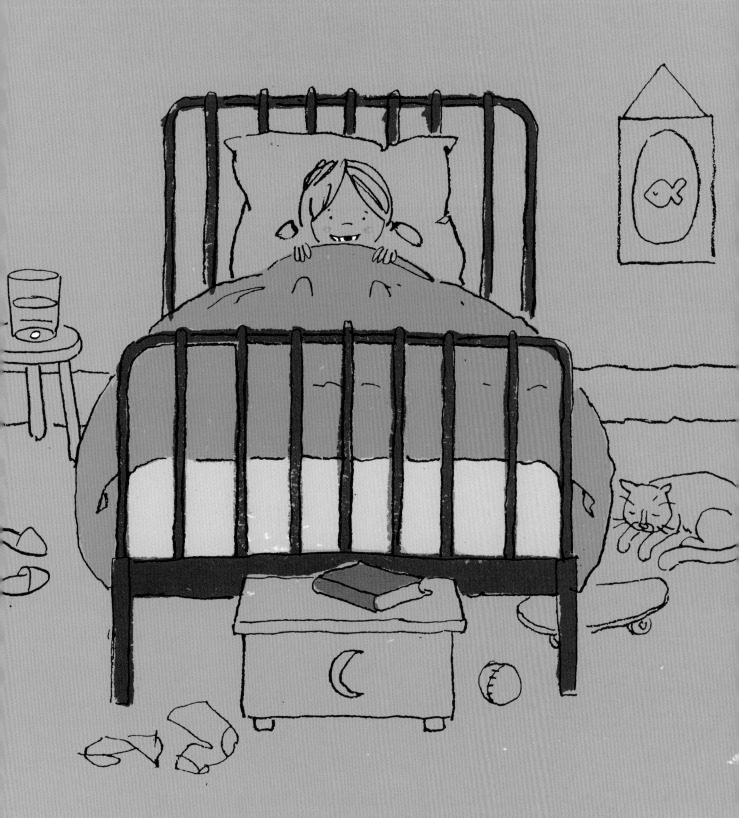

树根帮助大树长得高大粗壮，支撑着树干屹立不倒。
有些树的根可以深扎到地下 60 米甚至更深的地方。

我的牙也有牙根，可以帮助固定牙齿。

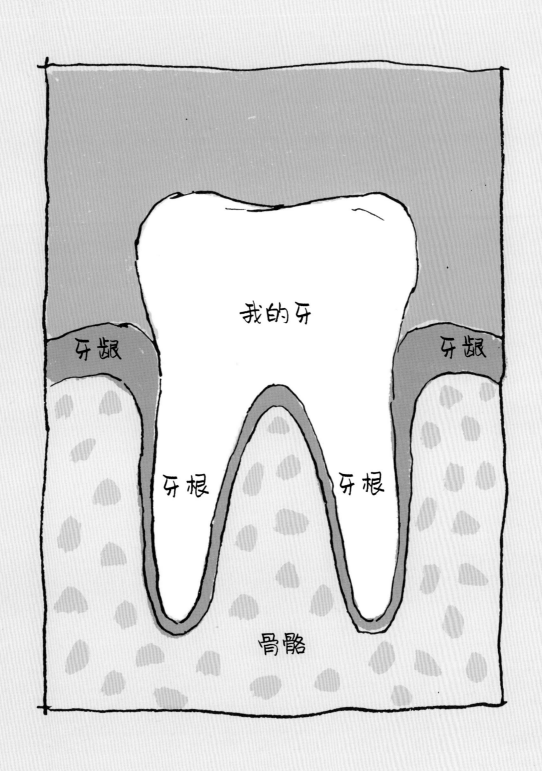

动物长着各种各样的牙齿。

长颈鹿没有上门牙，取而代之的是一块硬垫，它可以与下方的牙齿以及长舌头一同将树叶卷入口中。长颈鹿的大部分牙齿都在口腔后部，用来咀嚼食物。

大犰狳有80颗到100颗牙齿，比其他哺乳动物的都多。

蜗牛有1万多颗，甚至2万多颗牙齿。

兔子的牙齿一生都在不停地生长，这可以防止它的牙齿因不断地啃咬和咀嚼食物而磨损。

独角鲸的角其实是一颗牙齿。

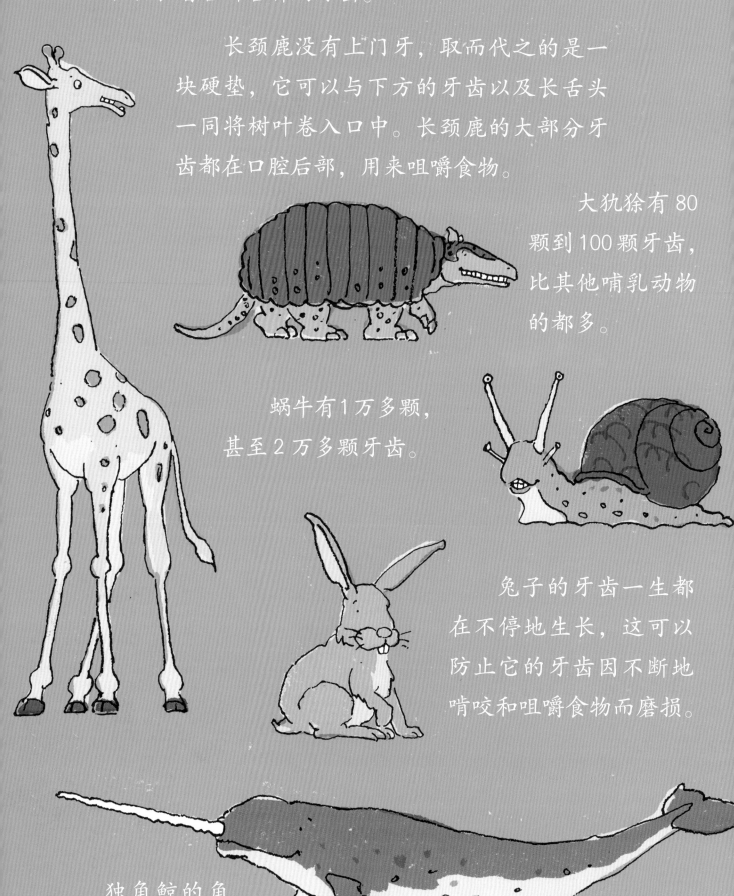

有些动物根本没有牙齿。

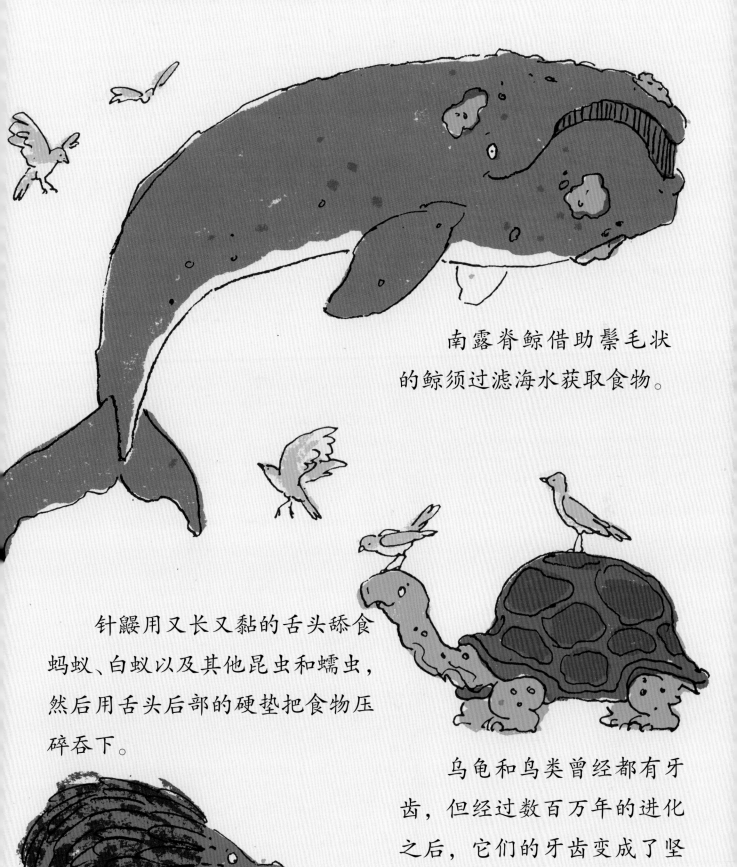

南露脊鲸借助鬃毛状的鲸须过滤海水获取食物。

针鼹用又长又黏的舌头舔食蚂蚁、白蚁以及其他昆虫和蠕虫，然后用舌头后部的硬垫把食物压碎吞下。

乌龟和鸟类曾经都有牙齿，但经过数百万年的进化之后，它们的牙齿变成了坚硬的喙。

象牙其实是大象的两颗门牙，或称为切牙，可以用来挖掘，以寻找食物和水。

大象同样长着磨牙，也称为臼齿，用来咀嚼和碾碎食物。

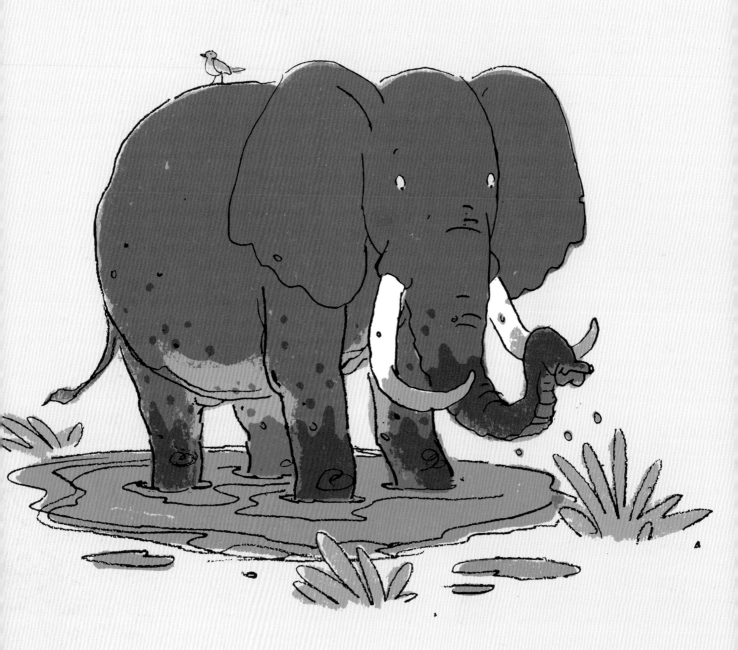

我有三种不同的牙齿。

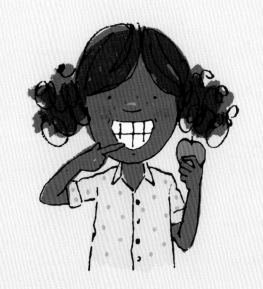

上下共 4 颗门牙也称为切牙。末端扁平的切齿十分锋利，非常适合切割食物。我喜欢用门牙来啃苹果。

在我的门牙旁边是尖牙，也称为犬齿。它又尖又锋利，可以将食物撕碎。

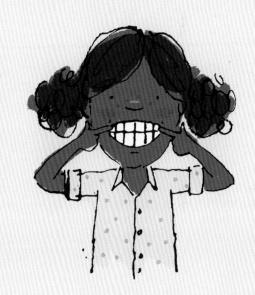

磨牙在我的嘴巴最里面。这些牙齿又结实又坚硬，是碾碎和咀嚼食物的好帮手。

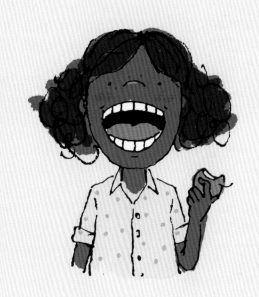

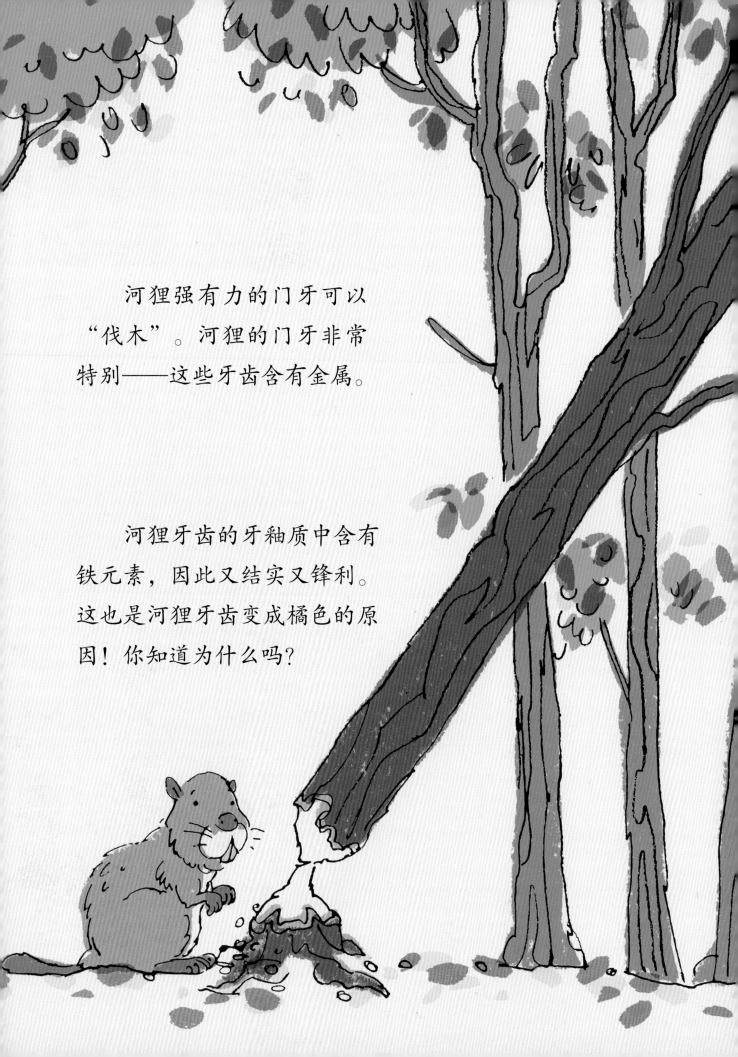

河狸强有力的门牙可以
"伐木"。河狸的门牙非常
特别——这些牙齿含有金属。

河狸牙齿的牙釉质中含有
铁元素，因此又结实又锋利。
这也是河狸牙齿变成橘色的原
因！你知道为什么吗？

我的牙齿表面坚硬，内部柔软。坚硬的表面材质称为牙釉质，牙釉质是人体中最坚硬的部分，比骨头还要硬。

牙釉质可以保护我的牙齿免受损伤和疾病侵害。

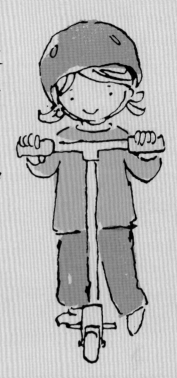

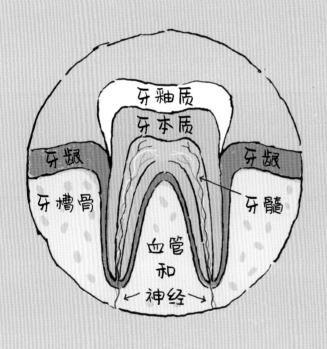

牙釉质

牙本质

牙龈

牙龈

牙槽骨

牙髓

血管和神经

当我吃非常烫或非常冰的东西时，它也能保护我的牙齿。

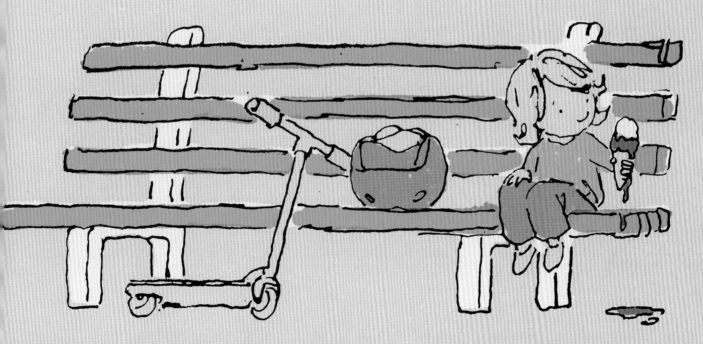

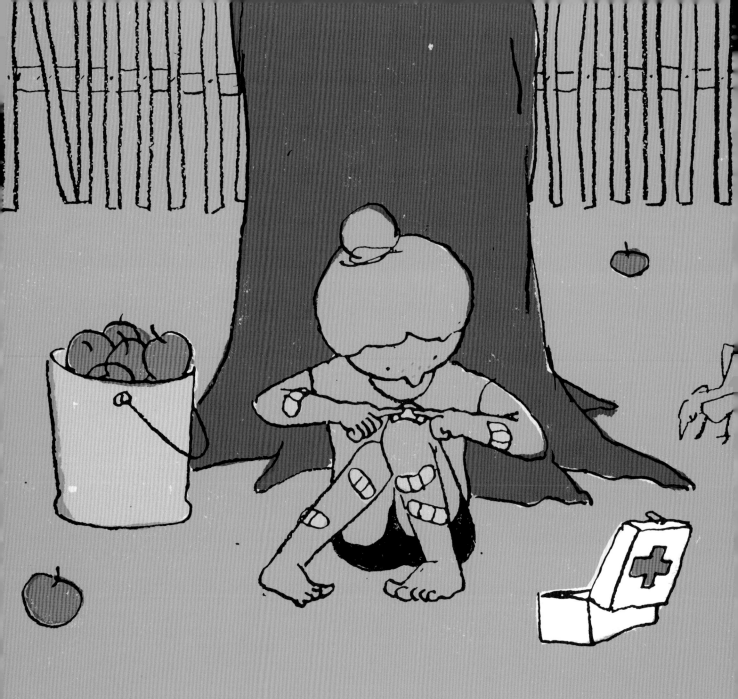

当我的皮肤被擦破或割伤之后，我的身体会长出新的皮肤来修复伤口。

即使骨折也能慢慢修复。

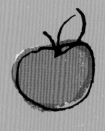

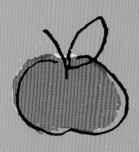

但如果我的牙齿上有个洞，就无法自行修复。因为牙釉质中没有活细胞，不能再生。牙釉质的损伤是不可逆的，所以我必须照顾好我的牙齿。

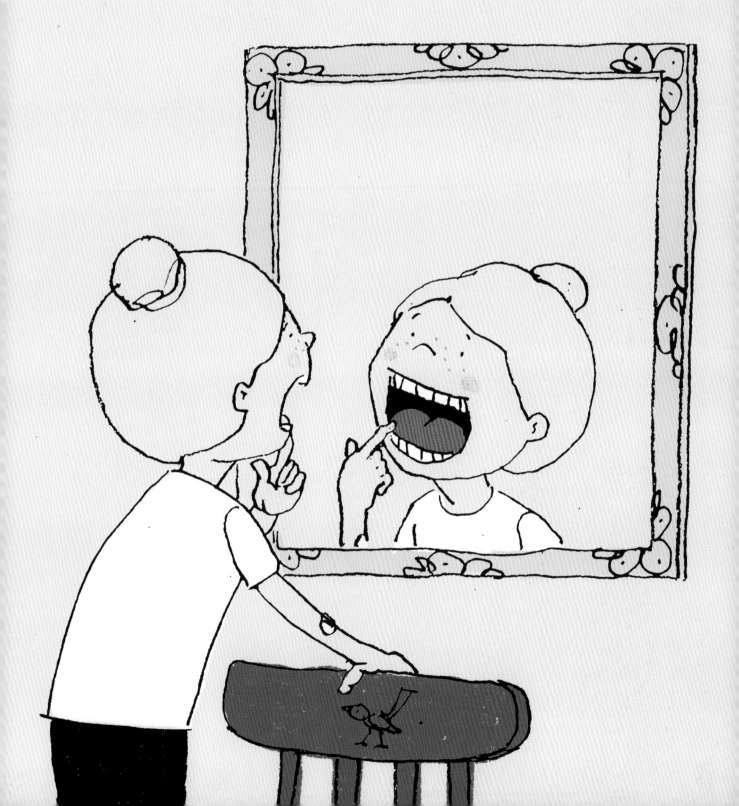

合理的饮食是保护牙齿的方法之一。

选择食物很重要，有些食物有益于牙齿，有些则有害。

如果饮食中包含太多的甜食和饮料，牙齿出现蛀洞的可能性就会增加。

含糖的食物包括：

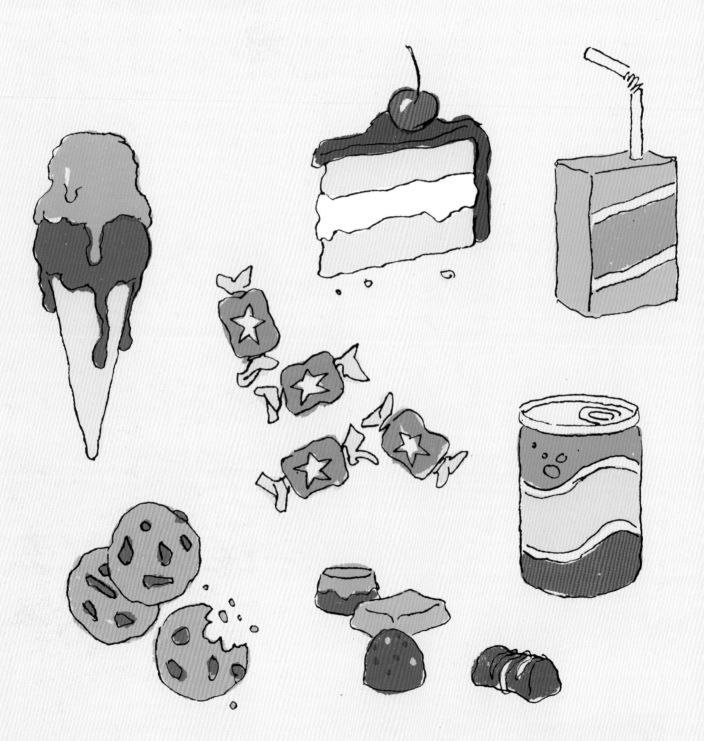

健康的饮食不但有利于身体，而且可以保护牙齿。

能够帮助牙齿保持健康和强壮的饮食包括：

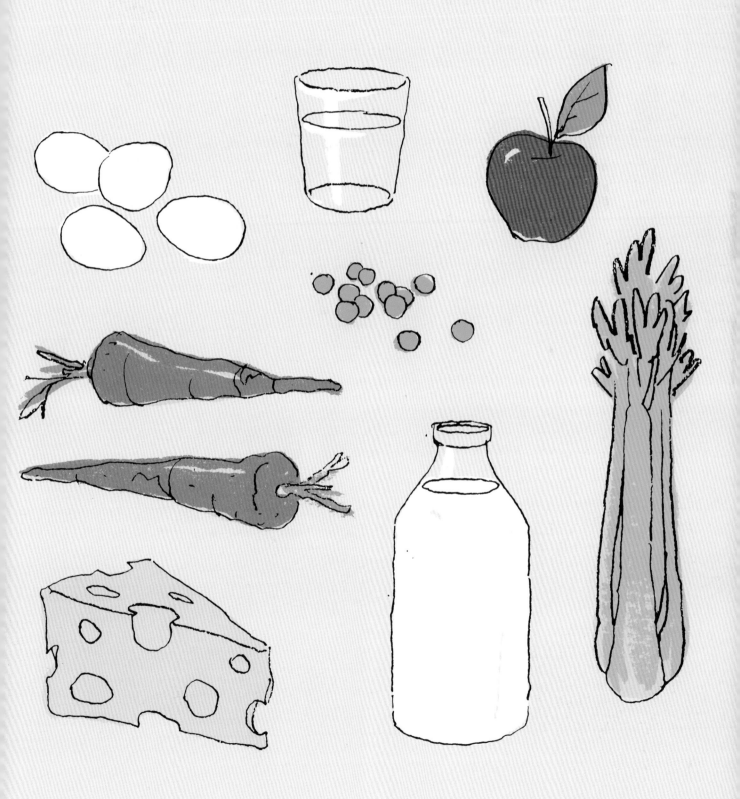

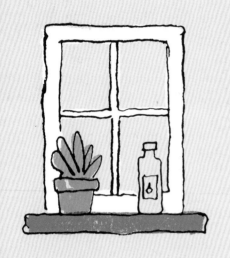

每个人的嘴里都有唾液，唾液使口腔保持湿润。

我们每天都会分泌大量的唾液。

人的一生中可以分泌大约 2.36 万升唾液，这些唾液能装满差不多 53 个浴缸！

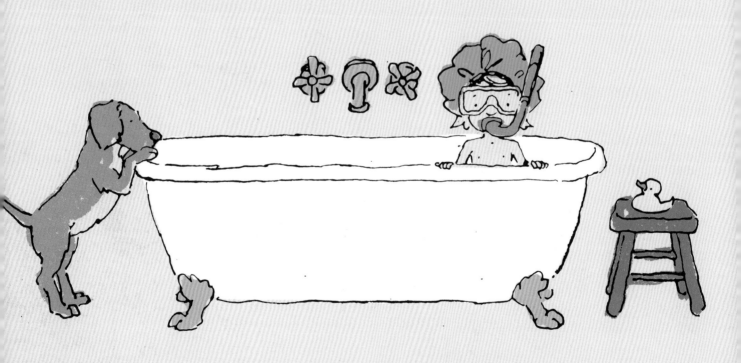

唾液可以帮助清洗牙齿，保持牙齿清洁。它还有助于消化食物。

　　如果吃得太频繁，唾液可能无法获得足够的时间来完成自己的工作。

　　这就是为什么我们不能吃太多零食。

　　如果每顿饭之间只吃一次零食，蛀牙出现的可能就会降低。

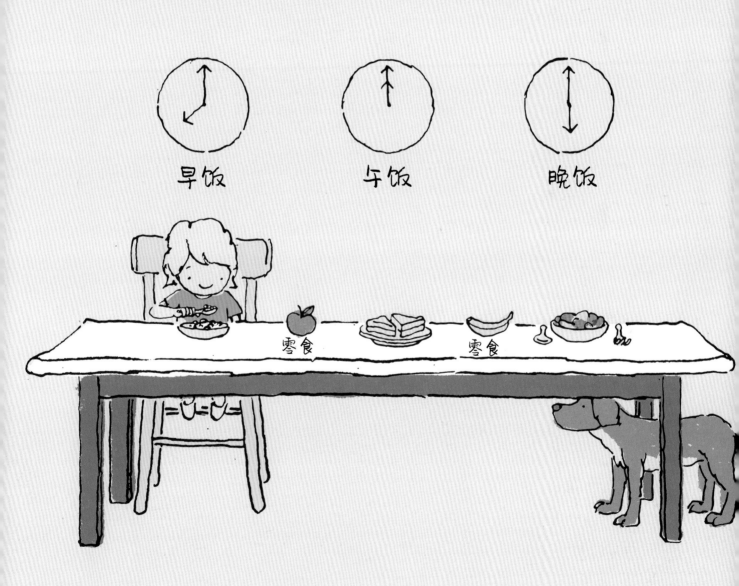

早饭　　　　　午饭　　　　　晚饭

按时刷牙是保护牙齿的有效方法之一。人类早在 1400 多年前就发明了牙刷。

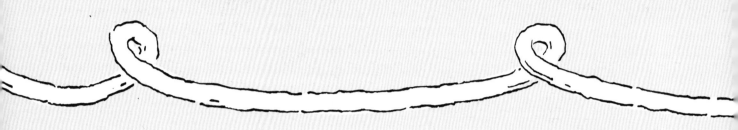

公元前 3000 年
（5000 多年前）

公元 600 年
（1400 多年前）

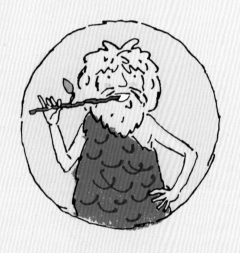

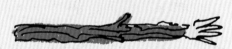

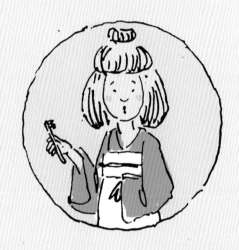

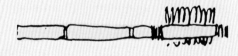

很久很久以前，古代人类用树枝清理牙齿。人们把树枝的一端放进嘴里不断咀嚼，直到末端变得松散柔软，就像毛刷一样，然后用它来清理牙齿。

第一支真正的牙刷出现在中国。这种牙刷使用猪的鬃毛作刷毛，配有竹子或骨制的刷柄。

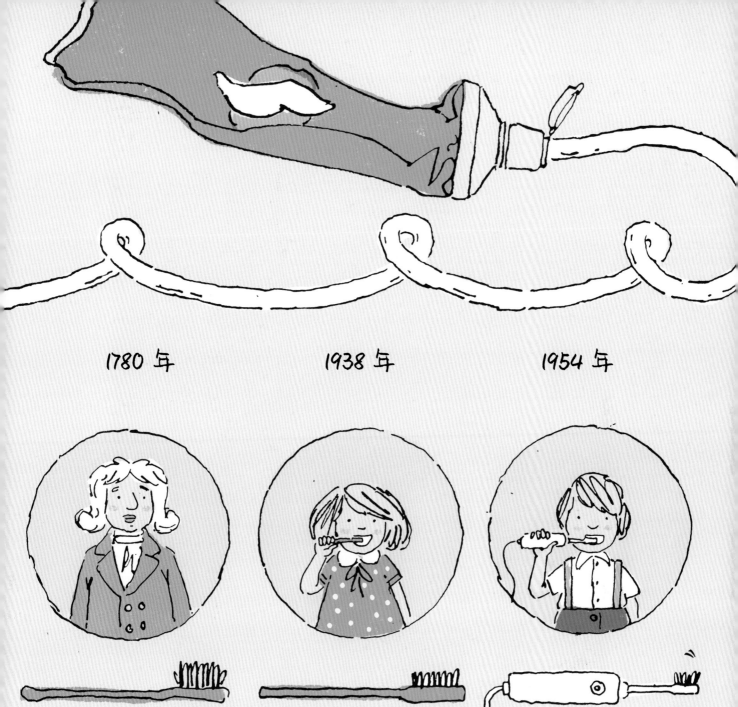

1780 年   1938 年   1954 年

英国人威廉·艾迪斯使用动物毛发和骨头制成了第一支可以批量生产的牙刷。

从 1938 年起，牙刷开始使用尼龙刷毛。现代牙刷正式出现。

第一支电动牙刷于 1954 年在瑞士问世，称为"Broxodent"。

你使用的是哪种牙刷？

刷牙的最主要目的是祛除牙菌斑。

牙菌斑是附着在牙齿表面的白色或黄色黏性物质，经常出现在牙缝中，影响了牙齿的美观和健康。

牙菌斑其实是食物残渣与唾液的混合物，其中还有可以将食物残渣转变为酸性物质的细菌。这些酸性物质就是导致龋齿和牙龈问题的原因。

被酸性物质腐蚀出现凹坑或孔洞的牙齿称为龋齿。

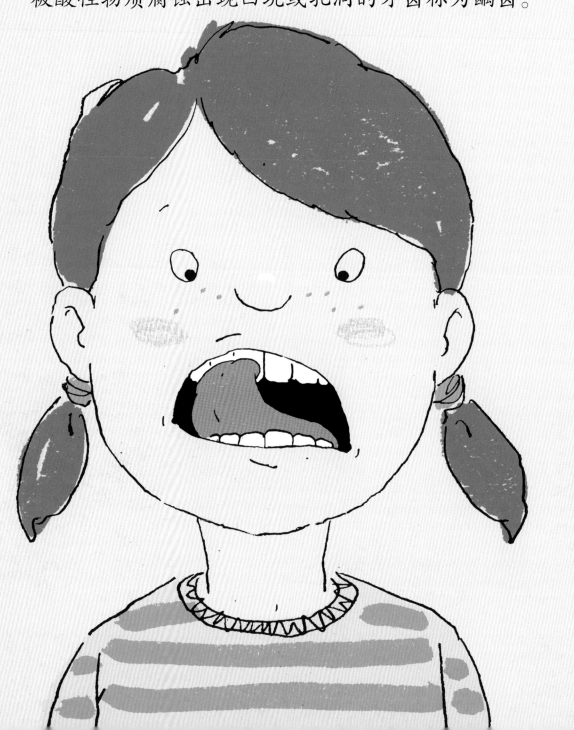

每天早晨和晚上，爸爸妈妈都会帮我刷牙。

我负责在牙刷上挤牙膏。牙膏含有对牙釉质有益的氟化物，能够增强牙齿抵抗龋坏的能力。

当我八岁的时候，我就要自己刷牙了。

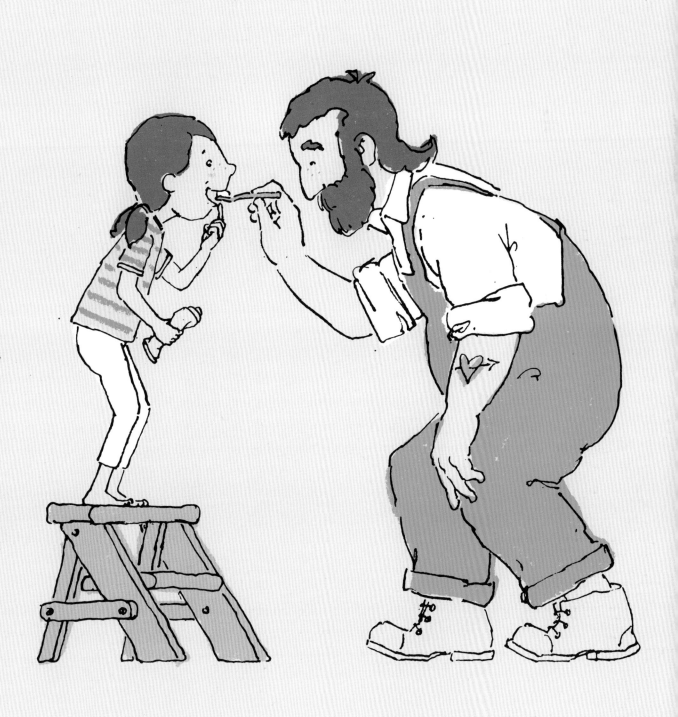

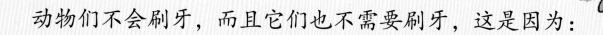

动物们不会刷牙，而且它们也不需要刷牙，这是因为：

野外的动物只吃生食、喝水，它们没有机会吃到可能导致蛀牙的甜食。目前已知唯一可能出现龋齿的动物是熊。

你能猜到原因吗？

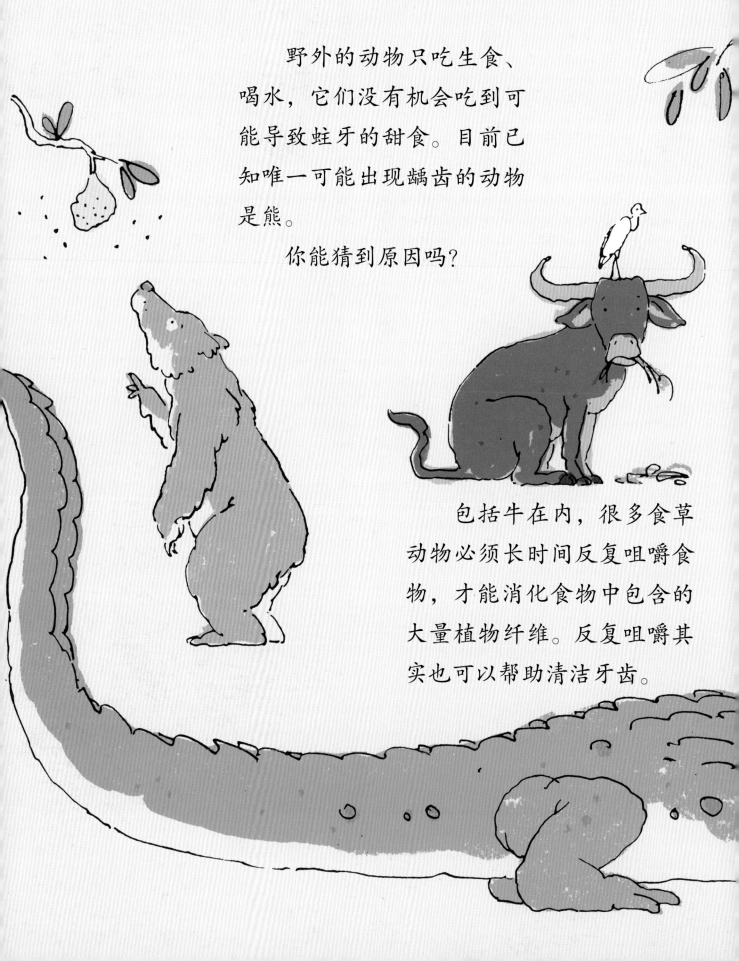

包括牛在内，很多食草动物必须长时间反复咀嚼食物，才能消化食物中包含的大量植物纤维。反复咀嚼其实也可以帮助清洁牙齿。

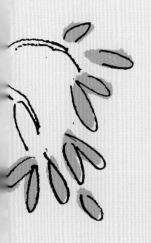

大多数动物的寿命都很短。换句话说，很多动物甚至活不到牙齿彻底磨损的时候。

啮齿动物，例如兔子和老鼠，从不担心牙齿磨损问题，因为它们的牙齿可以不停地生长。

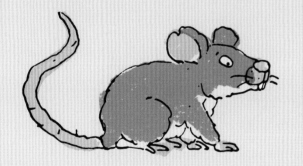

有些动物，例如鳄鱼和鲨鱼，可以在牙齿断裂或脱落后长出新牙。鳄鱼的一生中，每颗牙齿都可以替换，最多可以替换50次。

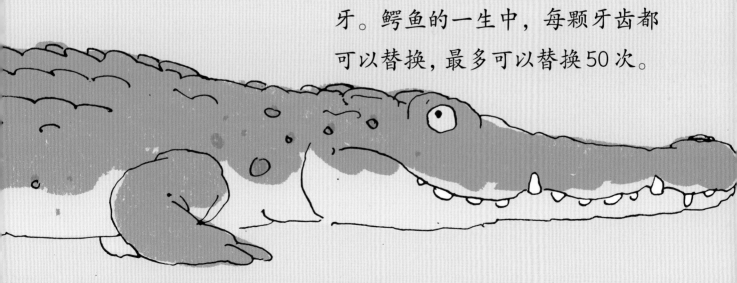

有些动物找到了自己的"牙医"。

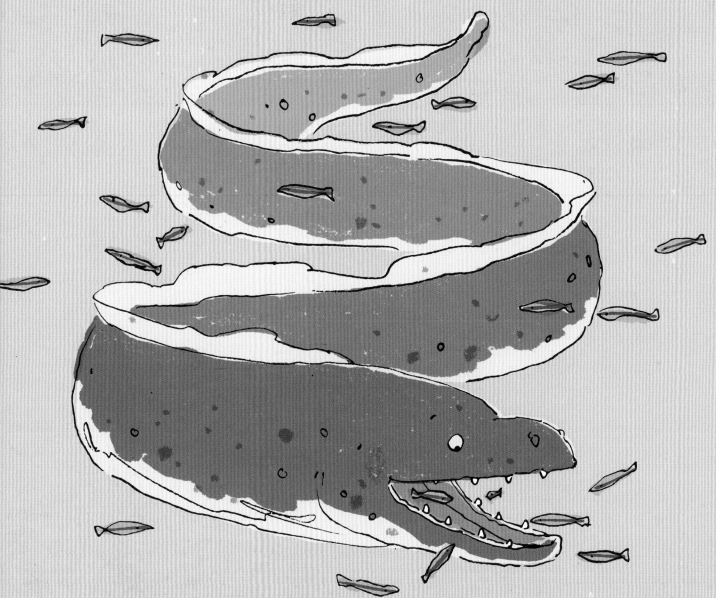

　　大海鳝等大型珊瑚礁鱼类会定期去看"医生"。它们的"医生"是一些小型鱼类，例如裂唇鱼。裂唇鱼可以啄食寄生虫，清理"患者"的鳍、鳃、口腔甚至牙齿。在清理大海鳝的口腔时，裂唇鱼会搅动海水，不断提醒大海鳝自己的存在。如果想要结束"治疗"，大海鳝也可以反过来提醒"医生"。两种动物都可以通过"治疗"获益：大海鳝保证了自身的清洁，裂唇鱼则得到了食物。

在妥善照顾牙齿的同时，我也需要去看牙医！
牙医是受过专门训练帮助我们保护牙齿的医生。

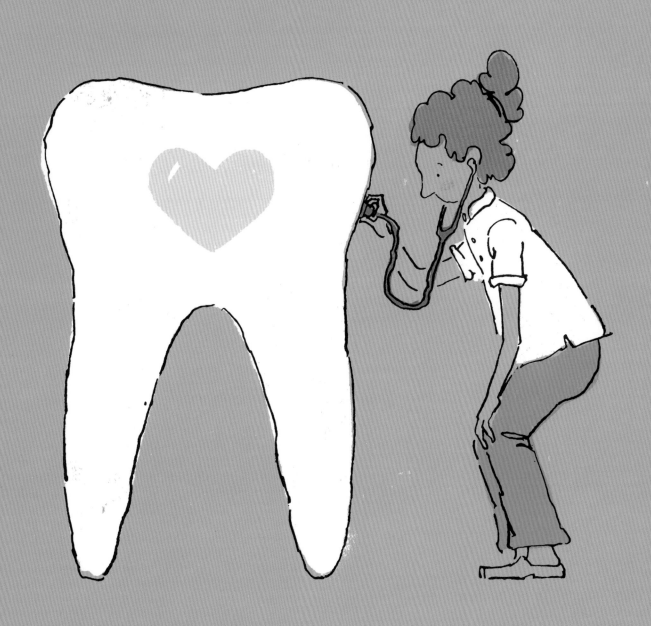

去看牙医时，牙医会检查我的口腔，确保所
有牙齿和牙龈都保持健康，以及牙齿发育正常。

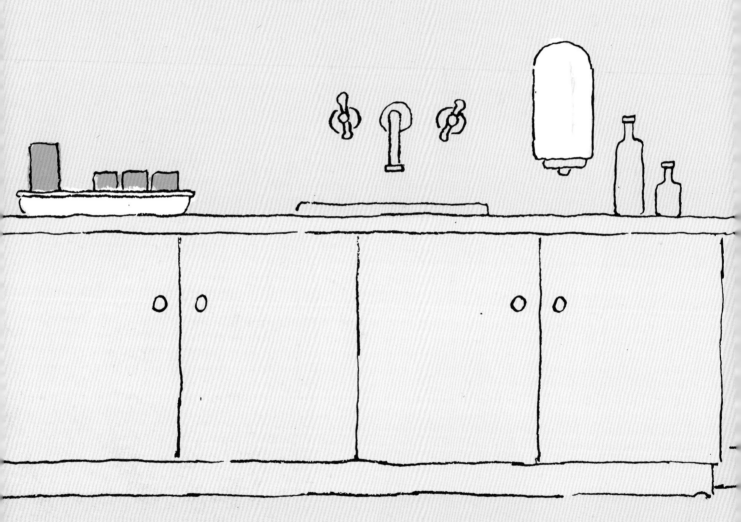

虽然我的牙齿都很健康，但妈妈仍要
求我定期去看牙医，以便及早发现问题。
妈妈说我的牙齿独一无二。

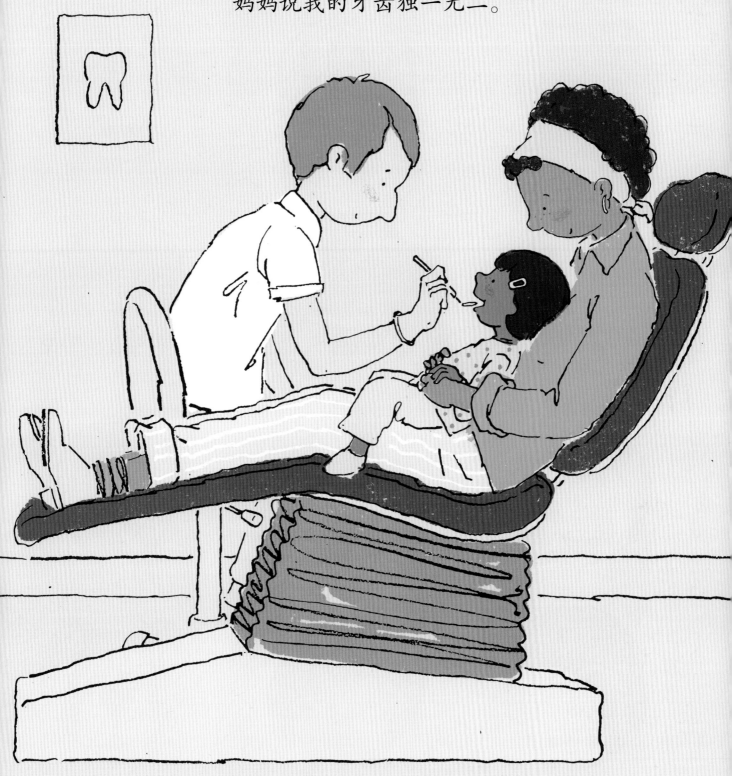

你的牙齿同样独一无二。

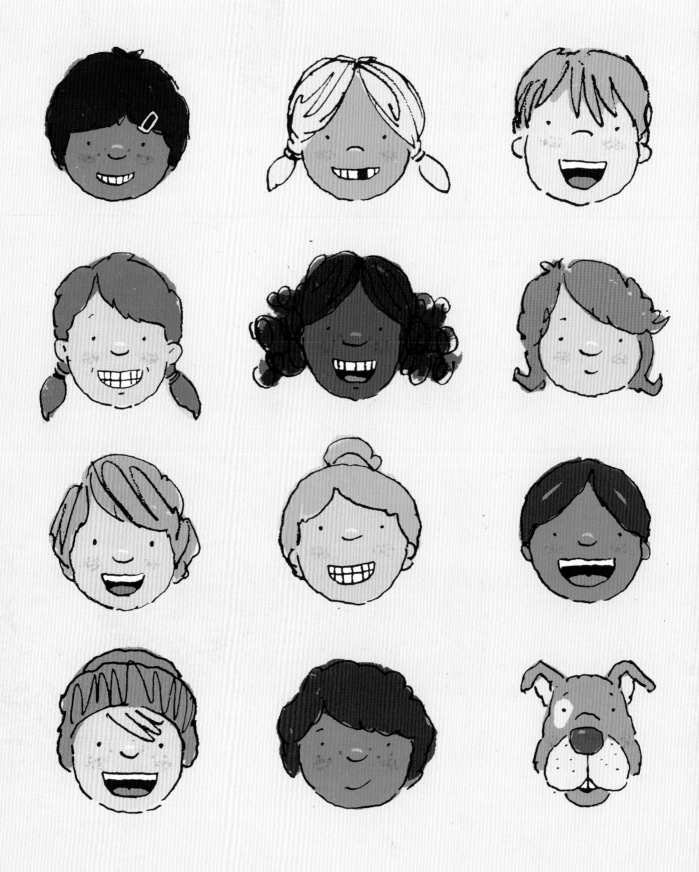